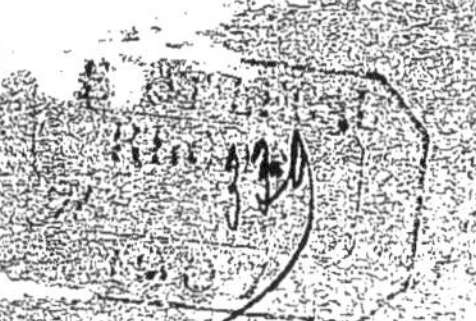

LE

DRAINAGE CAPILLAIRE

DE LA

Chambre Antérieure

PAR LE

Dr Paul MOREL

LYON
ASSOCIATION TYPOGRAPHIQUE
Rue de la Barre, 12. — F. PLAN, directeur.

1907

LE DRAINAGE CAPILLAIRE

DE LA

Chambre Antérieure

Travail de la Clinique Ophtalmologique de l'Université
de Lyon

LE

DRAINAGE CAPILLAIRE

DE LA

Chambre Antérieure

PAR LE

Dʳ Paul MOREL

LYON
ASSOCIATION TYPOGRAPHIQUE
Rue de la Barre, 12. — F. PLAN, directeur.

1907

A MON PÈRE ET A MA MÈRE

*Je dédie ce travail en témoignage de reconnaissance
et de sincère affection.*

A MES PARENTS

A MES AMIS

A tous ceux qui, de près ou de loin, nous ont préparé à la carrière médicale, nous sommes heureux de témoigner notre reconnaissance.

Nous remercions tout spécialement M. le Dr MOREAU, Chef de clinique ophtalmologique, pour le bienveillant intérêt qu'il nous a toujours manifesté au cours de nos dernières années d'études.

CHAPITRE PREMIER

Historique

Le drainage capillaire de la chambre antérieure est d'introduction relativement récente en chirurgie oculaire. Ses premières applications furent dirigées d'abord contre l'ulcère à hypopyon à l'exclusion de toute autre affection.

C'est au Dr A. Bourgeois (de Reims) que revient le mérite d'avoir le premier appliqué le drainage capillaire aux ulcères à hypopyon. Dans un mémoire intitulé : « Traitement des ulcères infectieux graves de la cornée » qui parut dans les *Bulletins et Mémoires de la Société française d'ophtalmologie* et dans le *Recueil d'ophtalmologie* de 1892, il publie trois observations de malades soumis à ce traitement, et que nous reproduisons plus loin : les résultats en sont satisfaisants. Malgré les succès obtenus par le drainage, l'oubli se fit autour de lui, et l'on continua de traiter les ulcères à hypopyon par d'autres méthodes.

En 1902, MM. Rollet et Moreau, qui n'avaient pas eu connaissance du travail de Bourgeois, employèrent le drainage de la chambre antérieure, dans deux cas d'ulcères à hypopyon, dont, malheureusement, nous n'avons pas pu retrouver les observations. Nous ne savons même pas quels furent les résultats obtenus dans ces deux cas, mais toujours est-il que le drainage de la chambre antérieure fut abandonné jusqu'à ces derniers temps.

C'est en 1905 que MM. Rollet et Moreau reprirent le drainage capillaire de la chambre antérieure, comme traitement des ulcères à hypopyon. Les premiers résultats furent des plus satisfaisants, et ce mode de traitement fut employé dans tous les cas où il sembla indiqué. Et, quelques mois plus tard, dans la *Revue générale d'ophtalmologie* (30 novembre 1906), MM. Rollet et Moreau faisaient paraître un mémoire sur le « Traitement de l'hypopyon par le drainage capillaire de la chambre antérieure. » Dans ce mémoire, les auteurs exposent la technique opératoire, les indications et les résultats du drainage de la chambre antérieure et reproduisent un certain nombre d'observations des plus intéressantes.

Enfin, le 21 juillet 1907, dans la *Revue générale d'ophtalmologie*, M. le Prof. Rollet publie un mémoire sur : « le drainage au crin de la chambre

antérieure contre l'hypertonie et la douleur ». Nous
y trouvons deux observations, très intéressantes au
point de vue du résultat, et des considérations qui
étendent considérablement le domaine des indications du drainage de la chambre antérieure.

Depuis, nous avons vu appliquer le drainage au
crin à d'autres affections oculaires, toujours avec un
plein succès, et, comme nous avons eu la bonne for-
tune de pouvoir suivre presque tous ces malades
soumis à ce traitement, dans le service de la clinique
ophtalmologique, nous avons cru qu'il serait inté-
ressant de faire une étude d'ensemble sur ce sujet.
Après avoir exposé la technique opératoire du drainage capillaire de la chambre antérieure, ses indications, nous reproduirons une série d'observations
qui nous montreront quels résultats on est en droit
d'en attendre.

CHAPITRE II

___

Technique opératoire

___

La technique opératoire exposée par A. Bourgeois
en 1892 est la suivante :

« A la partie inférieure de la cornée, avec une
« aiguille lancéolaire très mince et très étroite, je fais
« successivement deux paracentèses de 2 millim., en
« laissant entre ces deux ouvertures un pont cornéen
« de 3 à 4 millim.

« Par l'ouverture inféro-externe j'introduis un
« crin de Florence, bien stérilisé, que je fais ressortir
« par l'ouverture inféro-interne. Le crin est ensuite
« attiré très doucement, de façon à former une anse
« assez large pour que les deux chefs, attachés
« ensemble par un fil de soie, viennent se placer au
« niveau de la pommette (1). »

___

(1) Les chiffres entre parenthèses renvoient à l'index bibliographique.

Cette façon de procéder, dans ces grandes lignes, est la même que celle qu'ont suivie MM. Rollet et Moreau, mais pourtant le manuel opératoire ne nous semble pas réglé avec assez de précision. La mise en place d'un crin dans la chambre antérieure est une opération très délicate, exposant le malade à de graves dangers : infection, traumatismes de l'iris et du cristallin; aussi reproduisons-nous ici la technique opératoire qu'ont si bien réglée MM. Rollet et Moreau.

« Le malade est couché, deux releveurs écartent
« les paupières, après anesthésie locale à la cocaïne.
« Une pince fixatrice conjonctivale est placée en
« haut, répondant à l'extrémité supérieure du dia-
« mètre vertical cornéen. A l'aide du couteau à
« cataracte, on ponctionne la cornée, au limbe, à
« égale distance de la limite inférieure de la cornée
« et du bord pupillaire. L'instrument franchit rapi-
« dement la masse purulente et ressort en un point
« symétrique à l'orifice de ponction. La contre-
« ponction se fait ainsi au limbe cornéen. Dès que
« cette ouverture est obtenue, l'opérateur relève
« légèrement le manche de l'instrument en haut, de
« manière à élargir de la pointe du couteau l'orifice
« de sortie. L'agrandissement de la brèche de sortie
« par la pointe de l'instrument est un temps opéra-
« toire très important. Le couteau est alors vivement
« retiré, sans sectionner le pont cornéen restant. Il
« s'agit en somme du premier temps opératoire d'une
« kératotomie inférieure, sans taille complète du
« lambeau.

« Par l'orifice de ponction, on introduit l'extré-
« mité d'un crin de Florence de calibre moyen, d'une
« longueur de 5 à 10 centim. environ; la chambre
« antérieure est traversée en pleine masse de pus,
« et le crin est poussé par l'orifice de la contre-
« ponction. De chaque côté de la cornée, le crin
« dépasse de 2 centim. environ. Les paupières sont
« fermées et un pansement occlusif est appliqué (2). »

Telle est la technique opératoire dans ce qu'elle a
de plus simple, mais dans la pratique, il peut sur-
venir, au cours de cette intervention, des accidents
qu'il est bon de signaler et de prévenir. A ce sujet,
nous reproduisons encore ce qu'ont dit MM. Rollet
et Moreau, et qui est le résultat de leur expérience
personnelle :

« Nous préférons l'emploi des écarteurs à celui du
« blépharostat, d'application très douloureuse en ces
« circonstances, l'action de la cocaïne ou de l'holo-
« caïne étant illusoire sur ces yeux enflammés. Et
« même nous conseillons, si l'on n'a pas à sa dis-
« position des écarteurs, d'utiliser le pouce et l'index
« gauches pour maintenir les paupières ouvertes;
« de la sorte, on sera évidemment obligé d'opérer
« sans pince fixatrice. Cette simplification opératoire
« ne peut être conseillée dans les cas où existe un
« volumineux chémosis plus ou moins gênant dans
« la contre-ponction, la pince fixatrice devient
« presque nécessaire, d'autant plus que la pointe
« du couteau cheminant dans le pus n'est pas aper-
« çue par l'opérateur, qui ne peut choisir, sous le
« contrôle du regard, son point de sortie.

« Dans la mise en place du crin, il est préférable,
« afin de faciliter la recherche de l'orifice de la
« contre-ponction, de courber au préalable le crin ;
« cette incurvation donnée au drain favorise la sortie
« de ce dernier par la contre-ouverture cornéenne.
« Évidemment, on éprouve parfois quelques tâtonne-
« ments avant de trouver l'orifice de sortie, c'est le
« temps le plus délicat de l'opération, aussi, reve-
« nons-nous sur le conseil donné plus haut, d'avoir
« soin d'élargir l'orifice de contre-ponction avec
« l'extrémité du couteau, en relevant le manche de
« l'instrument. Malgré un large orifice, la courbure
« donnée au crin, il peut arriver qu'en raison du
« chémosis volumineux qui enchâtonne la cornée, on
« ne puisse faire ressortir le drain. Nous avons
« recours en ces circonstances à une aiguille de
« Pravaz à pointe émoussée et que facilement on
« introduit à travers les deux orifices, puis dans sa
« lumière on passe le crin, et immédiatement après,
« l'on retire l'aiguille, le drain reste alors en place. »

« L'emploi d'une aiguille de Reverdin ou de toute
« autre similaire est à rejeter, car elle blesse l'iris
« assez facilement et ne peut faire franchir au crin
« les orifices de ponction ; ce dernier se repliant
« devant eux, il faut alors utiliser le fil de soie que
« nous avons abandonné (2). »

Tout ceci a été écrit au sujet du traitement de
l'hypopyon, mais la technique opératoire n'en est pas
moins semblable dans quel cas que ce soit. Il est
évident qu'elle se trouve même simplifiée dans les
cas où la cornée est transparente, et lorsque la

chambre antérieure n'a été envahie ni par le pus, ni par les masses cristalliniennes ; et il est des cas où l'opération s'exécutera dans des circonstances particulièrement favorables, l'opérateur pouvant suivre des yeux la pointe de son couteau à cataracte, et le crin dans la traversée de l'angle irido-cornéen.

A cela nous ajouterons que, pour maintenir le crin en place, il est prudent de fixer chacune de ses extrémités à la peau de la région péri-orbitaire avec un peu de collodion, en ayant soin de faire prendre au drain une légère courbure à concavité inférieure, ce qui facilitera encore l'écoulement au dehors du contenu de la chambre antérieure. D'autre part, le crin étant ainsi fixé, ne risquera pas d'être arraché chaque fois qu'il sera nécessaire de renouveler le pansement. Nous préférons ce mode de fixation du crin, à celui employé par Bourgeois, car, lors des pansements, on ne s'expose pas à tirailler le drain, ce qui pourrait léser la cornée et serait en tout cas très douloureux pour le malade. Quant aux lavages antiseptiques ou simplement aseptiques de la chambre antérieure, que pratiquait Bourgeois, avant l'introduction du crin, nous les croyons au moins inutiles, l'évacuation du contenu de la chambre antérieure se produisant très rapidement.

Le crin étant ainsi mis en place et fixé, il ne reste donc plus qu'à faire un pansement occlusif, et autant que possible, couvrira-t on les deux yeux, ce qui a le double avantage d'immobiliser l'œil, et d'éviter au malade beaucoup de douleurs.

L'opération, proprement dite, étant ainsi terminée,

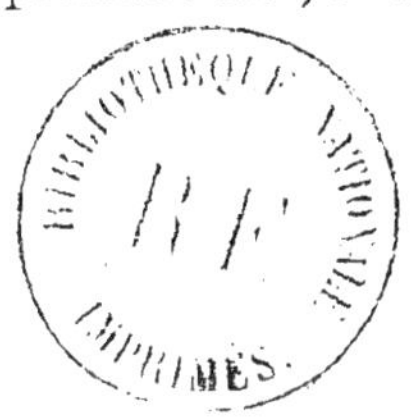

il faut laisser le crin accomplir son œuvre de drainage, et pour cela, un minimum de vingt-quatre à quarante-huit heures est nécessaire et il nous semble qu'un maximum de quatre jours ne doit pas être dépassé.

Mais, outre cette action thérapeutique, sur laquelle nous reviendrons plus loin, le crin a une action directe et mécanique sur la cornées :

« Il arrive parfois que le drain sectionne lente-
« ment la cornée au limbe, faisant ainsi une kérato-
« tomie inférieure lente et complète, mais lorsque
« le crin tombe, après cette section de la cornée,
« derrière lui la cicatrisation cornéenne s'est opérée
« au fur à mesure de sa descente, de telle sorte le
« drainage a toujours été maintenu suffisamment
« et que l'iris n'a pu se prolaber à travers la brèche
« d'une telle kératotomie (2). »

Bourgeois avait fait la même constatation :

« Peu à peu, dit-il, le drain coupe le pont de
« cornée qui le soutient pendant que les ouvertures
« d'introduction se ferment insensiblement. Le drain
« s'échappe de lui-même, le quatrième où le cin-
« quième jour. S'il n'est pas sorti c'est au bout de ce
« terme qu'on doit l'enlever (1). »

Pour ce qui est de l'ablation du crin, lorsque sa chute ne se sera pas opérée spontanément, on a simplement qu'à le sectionner du côté nasal au ras de la cornée et à le tirer doucement par l'autre extrémité. En procédant ainsi, on ne s'expose pas à faire, avec l'extrémité libre du crin qui traversait la chambre antérieure, une inoculation des plaies cornéennes et de l'humeur aqueuse.

CHAPITRE III

Indications

Sur un œil sain les résultats immédiats de la mise
en place d'un crin, telle que nous venons de la dé-
crire sont :

1° L'évacuation du contenu de la chambre antérieure ;

2° L'abaissement de la tension intra-oculaire.

On peut, à priori, déduire de là que le drainage
capillaire de la chambre antérieure se trouve indiqué
dans tous les cas où la chambre antérieure se trouve
envahie par des productions pathologiques susceptibles d'être évacuées, et dans les phénomènes glaucomateux. Dans ceux-ci, en effet, on réalise primiti-
vement la dimension de la tension et secondairement
on voit disparaître les phénomènes douloureux.

Toute intervention créant une brèche cornéenne a évidemment les mêmes résultats immédiats ; mais étant donnée la rapidité avec laquelle se cicatrisent les plaies linéaires de la cornée, leur action n'est que transitoire et souvent au bout de quelques heures une nouvelle intervention s'impose.

D'autre part, les incisions de la cornée, ontre les dangers d'infection que fait courir toute intervention chirurgicale, ont l'immense désavantage d'exposer le malade aux synéchies kérato-iriennes, et quelquefois même au prolapsus de l'iris, avec leurs conséquences parfois si graves.

Le drainage capillaire n'expose pas à ces dangers : en effet, l'évacuation du contenu de la chambre antérieure est assurée pendant un temps relativement long ; les plaies cornéennes, outre leur situation au limbe, sont très petites et oblitérées en partie par le drain, de sorte qu'il est impossible que l'iris vienne s'interposer entre leurs lèvres.

Ces avantages généraux du drainage au crin nous semblent déjà suffisants pour le faire préférer aux autres modes d'évacuation de la chambre antérieure, et en étudiant chaque indication particulière, nous verrons qu'il y a encore beaucoup d'autres raisons qui plaident en sa faveur.

Voyons maintenant quelles sont les affections qui semblent justiciables du drainage de la chambre antérieure.

Ce sont, comme nous le disons plus haut, d'abord celles où la chambre antérieure est envahie par des productions pathologiques susceptibles d'être évacuées, c'est-à-dire l'hypopyon, l'hyphéma, certaines iritis avec formations d'exsudats flottant dans l'humeur aqueuse, et enfin les états glaucomateux avec hypertonie et douleur.

Nous allons essayer de donner les indications précises de drainage au crin dans ces différentes affections.

§ I. — Le drainage capillaire dans l'hypopyon.

Les indications du drainage au crin dans l'ulcère à hypopyon ont été fort bien précisées par Rollet et Moreau. Nous ne saurions mieux faire que de reproduire ici ce qu'ils ont écrit sur ce sujet.

« La méthode de Sœmisch, vieille de plus de trente
« ans, n'a été remplacée par aucune autre technique
« chirurgicale vraiment nouvelle ; que l'incision ait
« été modifiée dans sa direction, il importe peu.
« Certains opérateurs, en effet, sectionnent la cornée
« suivant le sens proposée par Sœmisch, horizonta-
« lement ; d'autres pratiquent une incision verticale,
« cherchant par ce moyen à empêcher, disent-ils, la
« réapplication trop rapide des lèvres de la plaie cor-
« néenne avec rétention comme conséquence. Que la
« section de la cornée soit verticale, horizontale ou
« oblique, le danger de rétention subsiste toujours,
« car les bords de la plaie cornéenne, par suite de
« la rigidité élastique de la cornée, se réappliquent
« après le passage du couteau et favorisent ainsi la
» reproduction du pus ; la consistance spéciale de la

« cornée remplace des points de suture, et la coap-
« tation est tout aussi parfaite que dangereuse.
« D'ailleurs Sœmisch lui-même recommande très
« judicieusement, pour obvier à cette fermeture trop
« hâtive, d'introduire entre les lèvres de la plaie
« cornéenne l'extrémité d'un fin stylet, dans les
« jours qui suivent l'opération.

« Nous ferons le même reproche à la paracentèse
« de la cornée, qu'elle soit faite en bas, en dehors
« ou en dedans, le danger de la rétention et de la
« réapparition rapide du pus existe également.

« Si maintenant, ce qui arrive fréquemment, s'in-
« terpose entre les lèvres de la plaie cornéenne du
« Sœmisch une portion d'iris, à la rétention s'ajoute
« tout ce que comporte d'inquiétant, pour l'avenir
« de l'œil, l'existence de synéchies kérato-iriennes.
« La possibilité de l'enclavement ou du prolapsus
« irien est même à redouter dans la paracentèse, et
« Bocchi, pour se mettre à l'abri de cette complica-
« tion, pratique la ponction en enfonçant le couteau
« à deux millimètres du limbe. Par cet orifice assez
« distant du bord cornéen, on fait en outre un la-
« vage de la chambre antérieure. C'est peut-être,
« tout en évacuant l'hypopyon, à ces considérations
« qu'ont obéi certains opérateurs en faisant une
« iridectomie. Le vrai bénéfice de l'iridectomie,
« dans ces cas, réside dans le premier temps de
« l'opération, c'est-à-dire l'ouverture de la chambre
« antérieure ; nous comprenons difficilement les
« avantages du second temps opératoire : la section
« de l'iris en pleine cavité purulente.

« La galvano-cautérisation rend, dans certains
« ulcères à hypopyon, d'incontestables services, mais
« outre l'inconvénient de créer des leucomos sou-
« vent considérables dans l'aire cornéenne utilisable
« pour la vision, elle ne suffit pas souvent pour
« arrêter l'envahissement de la chambre antérieure
« par le pus, à tel point que l'opération de Sœmisch
« doit être appliquée dans ces cas où la cautérisa-
« tion a été pour l'hypopyon un agent indifférent.
« En définitive, nous pensons que, dans les cas de
« vastes hypopyons, la méthode de la cautérisation
« doit s'effacer devant celle de l'ouverture chirurgi-
« cale de la chambre antérieure et nous réservons
« l'emploi du galvano-cautère pour les ulcères assez
« nettement limités, périphériques de préférence, et
« ne s'accompagnant que d'un hypopyon peu mar-
« qué. Et même, dans ces derniers cas, nous asso-
« cions la méthode des injections sous-conjonctivales
« mercurielles. Dans les ulcères à hypopyon de
« faible intensité, les succès de la méthode sous-
« conjonctivale sont la règle comme l'un de nous
« l'a montré dans la thèse de Dargein (Lyon 1904)
« et nous touchons, en outre, l'ulcère à l'acide phé-
« nique ou lactique purs. C'est encore dans ces cas
« que l'emploi des sérums actuels nous paraît auto-
« risé.

« Ces restrictions font prévoir que nous ne reje-
« tons aucun des modes de traitement actuellement
« employés contre les ulcères serpigineux, ne veulent
« pas préconiser d'une façon absolue et systématique
« un procédé s'appliquant à tous les cas. Les ulcères

« à hypopyon, selon leur marche, leur siège, leur
« allure clinique, doivent être traités par des métho-
« des différentes, les indications variant selon les
« cas considérés. Les recherches bactériologiques
« du pus ne nous semblent pas fournir dans l'hypo-
« pyon une indication thérapeutique certaine... Il
« ne semble pas qu'avec nos connaissances actuelles
« on puisse poser sûrement les indications d'un
« traitement basé uniquement sur tel ou tel microbe
« en cause, tel que l'indique Vallaudé dans sa thèse
« (Bordeaux, 1900); c'est schématique, mais non
« clinique. Quant aux hypopyons marqués, nous
« pensons que, dans ces cas, il serait téméraire de
« ne pas conseiller l'évacuation immédiate.

« Ainsi, d'une façon générale, quand il existe une
« nappe de pus atteignant le tiers supérieur de la
« distance interpupillo-limbique, c'est-à-dire éloi-
« gnée de deux millim. environ du bord pupillaire
« inférieur, ou affleurant ce bord lui-même, nous
« considérons qu'en face d'une telle collection puru-
« lente il faut, d'urgence, non seulement l'*ouvrir*,
« mais encore la *drainer* (2). »

§ II. **Le Drainage dans l'hyphéma**.

On sait la fréquence de l'hyphéma dans les traumatismes oculaires, dans l'iritis compliquée ou non
de cyclite, dans certains cas de glaucome, sans compter ces hémorragies de la chambre antérieure dites
spontanées et sur la pathogénie desquelles nous ne
sommes pas encore éclairés.

Dans tous ces cas, l'abondance de l'épanchement sanguin est très variable.

Lorsque l'hyphéma est peu abondant, c'est-à-dire n'atteint pas les deux tiers de l'espace compris entre l'angle irido-cornéen et le bord pupillaire inférieur, on peut compter sur une résorption spontanée assez rapide et toute intervention est inutile. Mais, lorsque l'épanchement sanguin est plus considérable et dépasse les limites que nous venons de lui assigner, affleure le bord pupillaire inférieur ou envahit toute la chambre antérieure, la résorption spontanée, quoique toujours possible, ne doit plus être attendue, à cause de la lenteur désespérante avec laquelle elle s'effectue. Souvent, en effet, par suite de cette résorption extrêmement lente le caillot s'organise plus ou moins complètement, contracte des adhérences avec l'iris et la cornée, et entraîne par sa rétraction ultérieure des déformations pupillaires, parfois même, si le champ pupillaire a été envahi, l'occlusion et la séclusion pupillaire avec toutes leurs conséquences.

A ces grandes hémorragies on a opposé comme traitement l'ouverture de la chambre antérieure et l'évacuation du caillot par un lavage avec une solution antiseptique. Dans certains cas les résultats sont excellents, la vision est rétablie et la guérison s'opère très rapidement. Mais, malheureusement, après ce traitement, l'hémorragie se reproduit trop souvent ; le caillot ayant été expulsé brutalement par le lavage ou arraché à la pince, a produit une déchirure de l'iris qui a donné lieu à une nouvelle hémorragie, et l'on se trouve dans la nécessité d'intervenir de nouveau, ou de laisser l'épanchement se résorber. Une nouvelle intervention n'a pas plus de chances de réussir que la première, et l'expectation peut avoir des conséquences graves.

Il nous semble, devant les inconvénients de ces deux méthodes, que le drainage de la chambre anté· rieure doit trouver dans l'hyphéma une indication des plus précises. En effet, avec le drainage au crin, l'évacuation du sang liquide est assurée par les deux orifices de ponction et de contre-ponction, et le caillot, laissé dans l'angle irido-cornéen, est dissocié lentement par l'action mécanique du crin ; il n'y a donc là, aucune manœuvre brutale, et par suite, on évite presque à coup sûr la production d'une nouvelle hémorragie.

Quant à l'évacuation complète de la chambre anté· rieure, elle est généralement obtenue en vingt-quatre ou trente-six heures, et si à ce moment-là, l'acuité visuelle est forcément diminuée considérablement, on la voit se relever progressivement, après l'ablation du crin, pour redevenir sensiblement égale à ce qu'elle était avant l'hémorragie.

En résumé, nous pouvons dire que dans l'hy· phéma quelle qu'en soit la cause, le drainage au crin est indiqué toutes les fois que le sang atteint ou dépasse les deux tiers de la hauteur inter-pupillo-limbique prise sur le diamètre vertical de la cornée.

§ III. Le drainage dans l'iritis.

On divise généralement, en dehors de toute classification étiologique, les inflammations de l'iris en iritis séreuses et iritis plastiques. Quoique cette classification, bien schématique, ne corresponde en réalité qu'à deux stades extrêmes d'une même affection, nous l'accepterons cependant, parce que au point de vue du pronostic et du traitement local elle correspond à deux ordres de faits bien distincts.

L'iritis séreuse est, en général, une hyperémie plutôt qu'une inflammation, dont les symptômes cèdent le plus souvent, rapidement au traitement général et au traitement local par les mydriatiques ; le pronostic en est relativement bénin.

L'iritis plastique, au contraire, est une inflammation véritable accompagnée d'une production plus ou moins considérable d'exsudats dans le tissu iridien lui-même, qui de là vont envahir l'humeur aqueuse aussi bien en avant qu'en arrière de l'iris. Le pronostic est ici beaucoup plus sombre. En effet, les exsudats de l'humeur aqueuse vont se précipiter sur la cristalloïde antérieure et sur la membrane de Desemet et compromettre ainsi la vision. L'exsudation peut-être même plus considérable, et l'organisation de ses éléments va créer des synéchies postérieures avec occlusion et séclusion pupillaire, et alors, outre la diminution et même l'abolition de la vision, il faudra redouter pour l'avenir l'apparition de phénomènes glaucomateux.

Ce sont ces cas d'iritis séro-plastiques et plastiques que nous croyons justiciables du drainage au crin, naturellement associé au traitement général. Le drainage aura, en effet, pour résultat immédiat d'entraîner au dehors tous ces exsudats en suspension dans l'humeur aqueuse, de faciliter leur évacuation à mesure de leur production. De plus, en laissant le crin en place, pendant quatre ou cinq jours, le traitement général aura déjà souvent enrayé la marche de l'affection.

Enfin, les iritis avec exsudats très abondants formant dans la chambre antérieure un pseudo-hypopyon, accompagnées parfois d'hyphéma par ruptures de vaisseaux iriens, nous semblent particulièrement justiciables du drainage capillaire ; ce sont, du reste, deux indications que nous pouvons faire rentrer dans celles que nous avons précisées dans les deux paragraphes précédents. Les iritis avec production exsudative moindre pourraient peut-être bénéficier également du drainage capillaire, ne fût-ce que pour éviter la précipitation, sur la cristalloïde antérieure et la membrane de Desemet, des légers exsudats dont la non-résorption peut être très nuisible au point de vue du résultat optique.

Nous regrettons de ne pouvoir insister davantage sur cette question, pourtant très intéressante, le drainage de la chambre antérieure n'ayant jamais été employé comme traitement de l'iritis ; mais nous croyons cependant qu'on peut en attendre de bons résultats.

§ IV. Le drainage contre l'hypertonie et la douleur.

Au cours du traitement de l'hypopyon et de l'hy-

phéma par le drainage, la chambre antérieure étant
évacuée de tout son contenu, le tonus de l'œil devait
forcément s'abaisser considérablement et se maintenir au-dessous de la normale, non seulement pendant tout le temps que le crin reste en place, mais
eucore un certain temps après la cicatrisation des
plaies opératoires, c'est-à-dire jusqu'à ce que l'humeur aqueuse ait'été régénérée complètement. On a
ainsi le moyen d'agir directement sur l'hypertonie
et secondairement sur les phénomènes douloureux
qui en résultent. C'est, en somme, un traitement
symptomatique du glaucome.

M. le Prof. Rollet a employé le drainage capillaire
chez un certain nombre de malades présentant des
phénomènes glaucomateux, et en a obtenu les résultats les plus satisfaisants, qui lui ont permis d'en
préciser les indications. Voici quelles sont ses conclusions : « Le drainage me paraît devoir remplacer,
« dans la plupart des cas, la simple paracentèse. Il
« sera indiqué principalement dans l'état présenté
« par notre première malade. (V. Obs. XLIII,
« page 47). Il y a alors intérêt pour le sujet à atten-
« dre que peu à peu la cataracte se résorbe ou puisse
« être opérée à froid, mais toutefois, comme
« il y a des phénomènes douloureux glaucomateux
« intenses qui ont résisté aux myotiques, il faut
« opérer.

« Un drainage capillaire dans le glaucome inflam-
« matoire trouvera ses indications, par exemple,
« comme méthode préparatoire à l'iridectomie : ail-
« leurs, il remplacera parfois cette dernière opéra-

« tion ; ailleurs encore, il la complétera et plus ou
« moins tardivement. »

« Quand on aura à redouter les hémorragies pro-
« fuses, l'expulsion du cristallin, ou, lors d'un nouvel
« état glaucomateux après iridectomie, l'établisse-
« ment d'un crin dans la chambre intérieure, pourra
« rendre des services.

« En tout cas, ce drainage peut faire cesser toute
« douleur. Il permet l'évacuation et la résorption des
« produits de la chambre antérieure pendant plu-
« sieurs jours. La mise en place d'un crin, lors d'hy-
« pertention, peut être suivie d'hypotension avec
« retour progressif au tonus normal. »

En résumé, le drainage de la chambre antérieure
peut être appliqué au glaucome, soit comme traitement symptomatique, palliatif, soit comme prépara-
tion à une iridectomie ultérieure, soit comme com-
plément d'une iridectomie, malgré laquelle des phénomènes glaucomateux se reproduiraient. Enfin,
l'indication la plus précise nous semble être l'état
glaucomateux consécutif à une cataracte traumatique
avec hernie, dans la chambre antérieure, de masses
cristalliniennes volumineuses dont la résorption n'est
pas possible.

OBSERVATIONS

---

§ 1. **Hypopyon**

Observation I

Obs. I, de Bourgeois. *Recueil d'ophtal.* 1892.

M. P..., 57 ans, cultivateur, m'est amené le 26 septembre
1891. Il porte un ulcère de la cornée à gauche, qui a débuté
il y a trois semaines. Une dacryocystite ancienne fournit un
pus abondant. Le malade souffre beaucoup plus depuis quelques jours, et c'est même à cause de ces douleurs qu'il s'est
décidé à venir consulter.

O. D. Sain V=1.

L'ulcération de l'œil gauche a envahi la presque totalité
de la cornée. Seule la périphérie peut être considérée comme
non attaquée, formant une petite bandelette d'un millimètre.
Les trois quarts de la chambre antérieure sont occupés par
un hypopyon.

Le traitement est commencé de suite, débridement et
irrigation des voies lacrymales, etc.

Une paracentêse permet d'extraire le pus aggloméré ; il
en reste une certaine quantité adhérente à l'iris et que le
lavage de la chambre antérieure ne parvient pas à chasser.
Le lendemain, l'hypopyon s'est reproduit. On fait une

deuxième paracentèse à côté de la première, en laissant un pont de tissu de quatre millimètres entre les deux ; nouveaux lavages de la chambre antérieure.

Le 28 et le 29 réapparition de l'hypopyon, l'ulcère ne se modifie pas malgré l'arisatol et le pansement antiseptique. La situation se montre à peu près désespérée. Il est évident que ce n'est ni le galvano-cautère, ni la kératotomie de Sœmisch qui parviendront à l'améliorer.

C'est dans ce cas très sérieux que j'ai essayé pour la première fois le drainage pour lequel j'avais préparé les voies, comme on vient de le constater, par deux paracentèses destinées à livrer passage au drain. Celui-ci fut mis en place le 29 septembre et retiré le 3 octobre. A partir du jour où le drainage fut commencé, les douleurs cessèrent complètement. Le pus de la chambre antérieure ne se reproduisit plus et l'ulcération marcha rapidement vers la cicatrisation.

Le 13 octobre le malade put retourner chez lui ; mais il partait avec une cornée entièrement opacifiée et ne donnant aucun espoir pour le rétablissement de la vision.

Il revient le 1er décembre, se plaignant de douleurs de l'œil droit avec diminution de l'acuité visuelle ($V=1/2$). N'ayant aucun intérêt à conserver l'œil gauche, leucomateux en totalité, j'en fis l'énucléation.

Le seul service qu'ait rendu le drainage dans cette circonstance a été de supprimer les douleurs et d'arrêter la marche de l'ulcération, empêchant ainsi une panophtalmie probable.

OBSERVATION II

Obs. II de Bourgeois. Recueil d'ophtal. 1892

Mme L..., 57 ans, femme de cultivateur, vient me trouver le 20 octobre 1891 avec un ulcère de la cornée gauche ayant envahi la moitié interne de cette membrane. L'affection remonte à trois semaines. Il existe une dacryocystite ancienne avec purulence modérée. Un hypopyon occupe la moitié de la chambre antérieure. Les douleurs sont assez vives.

O. D. Sain, $V=1$.

La situation se montre sous un jour plus favorable que dans le cas précédent. Les deux pararentèses avec nettoyage de la chambre antérieure sont pratiquées le 21 et le 22 octobre, puis le drain est mis en placé pour être retiré le 26 octobre.

Comme dans la première observation, la réparation s'est effectuée rapidement et la malade est rentrée chez elle le 2 novembre avec un leucome des deux tiers internes, laissant le tiers externe absolument transparent.

Après avoir soigné les voies lacrymales encore pendant quelque temps, j'ai pratiqué une irédectomie externe le 22 mars 1892.

L'acuité visuelle de l'œil opéré (O. G.), est actuellement de 1/15.

OBSERVATION III

Obs. III de Bourgeois. *Recueil d'ophtal.* 1892

M. G..., 38 ans, journalier, se présente à ma consultation le 5 décembre 1891 avec une ulcération de la moitié de la cornée droite, hypopyon abondant et dacryocystite profonde. Il fait remonter à quinze jours le début de son mal.

O. G. Sain, V=1.

Le jour de son arrivée je pratique le drainage de la chambre antérieure après les autres manœuvres d'usage. Tandis que chez les malades précédents l'une au moins des ouvertures de passage du drain était en tissu sain, ici les deux ouvertures se trouvaient en tissu malade. Aussi le drain fut-il expulsé le troisième jour.

La réparation fut assez lente à se compléter, cependant le malade put quitter la clinique le 20 décembre avec un leucome inférieur, Le tiers supérieur de la cornée est transparent et permettra de faire une irédectomie supéro-interne.

Le malade, revu en février, n'est pas encore revenu pour son irédectomie.

Observation IV

Obs. III de Rollet et Moreau (2).

B... Emile, 54 ans, entre à la clinique ophtalmologique le 11 décembre 1905. Ulcère à grand hypopyon à gauche, à la suite d'un éclat de piérre. Drainage de la chambre antérieure pendant trois jours. Le malade sort guéri et revient trois mois après pour subir une irédectomie optique qui lui donne une acuité visuelle d'un tiers.

Observation V (2).

Obs. VII de Rollet et Moreau

D... Jean, 26 ans, entre dans la clinique ophtalmologique le 14 décembre 1905, pour un ulcère central avec gros hypopyon ; voies lacrymales intactes. Le malade incrimine un éclat de bois comme cause de son affection oculaire. Drainage de la chambre antérieure pendant vingt-quatre heures. Le pus a disparu.

Au bout de quatorze jours, l'ulcère était réduit à un point très limité.

Trois examens du pus, après culture sur gelose, ont démontré sa stérilité (Aurand).

Observation VI

S... Françoise, 57 ans, entre à la clinique le 4 janvier 1906 ; deux petits ulcères paracentraux, à fond jaunâtre, hypopyon affleurant le bord pupillaire inférieur, les voies lacrymales sont infectées, ectasie du sac. — Drainage de la chambre antérieure, cautérisation de l'ulcère à la teinture d'iode. — Perforation de la cornée malgré le traitement. Le 6 janvier, l'hypopyon a disparu, l'ulcère est détergé, le 8 janvier, l'état de l'œil permet l'extirpation du sac lacrymal.

Observation VII

Obs. VI de Rollet et Moreau (2).

B... Anne, 77 ans, entre à la clinique le 8 janvier 1906, pour un vaste ulcère avec hypopyon consécutif à un traumatisme.

On pratique le drainage, mais la malade sort le lendemain de l'ablation du crin, l'hypopyon avait disparu.

Observation VIII

D... Antoine, 56 ans, entre à la clinique le 15 janvier 1906, pour un ulcère central de la cornée, avec infiltration purulente dans les lames de la cornée, hypopyon remplissant presque toute la chambre antérieure. Le malade a reçu, il y a quatre jours, un éclat de pierre dans l'œil gauche. On fait le drainage de la chambre intérieure qu'on maintient pendant vingt-quatre heures.

Le 20 janvier, l'hypopyon a disparu. Ulcère en voie de cicatrisation.

Le 11 avril, cornée cicatricielle plate, le malade compte les doigts à vingt-cinq centimètres.

Observation IX

Obs. VIII de Rollet et Moreau (2).

B... Benoît, 66 ans, entre à la clinique le 17 janvier 1906. Ulcère cornéen central avec hypopyon occupant le tiers inférieur de la chambre antérieure. Il y a quinze jours, a reçu un éclat de pierre dans l'œil. — Drainage de douze heures. Le pus qui avait disparu, se reforme, quatre jours après réintroduction du crin.

Le malade sort guéri au bout de trois semaines.

Observation X

Obs. V de Rollet et Moreau (2).

C... Pauline, 73 ans, entre à la clinique, le 1er mars 1906, pour ulcère à hypopyon sans causes connues. Voies lacrymales intactes. Drainage au crin d'une durée de vingt-quatre heures. Les douleurs et le pus ont disparu.

L'examen d'une culture sur bouillon, coloré au Gram-Nicolle, montra la présence de staphylocoques (Aurand).

Observation XI

B... Clémence, 59 ans, entre à la clinique le 5 mars 1906.

En 1904, glaucome aigu de l'œil droit ayant entrainé la perte complète de la vision de ce côté. Il y a dix-huit mois, glaucome à gauche. — A la suite d'une grippe ayant débuté il y a dix jours, douleurs oculaires très vives à droite : hypertension, mydriase, cataracte glaucomateuse, ulcères cornéens multiples avec hypopyon et hyphéma.

Le 6 mars, drainage avec crin. Le lendemain, hémorragie dans la chambre antérieure, douleurs ; le 11 mars, l'énucléation s'impose.

Le 17 août, la malade revient pour une poussée glaucomateuse de l'œil gauche. Irédectomie.

Observation XII

Obs. I de Rollet et Moreau (2).

J... Clémentine, 69 ans, entre à la clinique ophtalmologique le 21 mars 1906, pour un vaste ulcère occupant toute la partie supérieure de la cornée ; les bords en sont décollés et infiltrés de pus. Cet ulcère est consécutif à une blessure par un fétu de paille datant de dix jours. La malade souffre violemment.. Il existe un hypopyon atteignant l'orifice pupillaire.

Drainage de la chambre antérieure. Le crin est enlevé au bout de douze heures. L'hypopyon, qui avait disparu reparaît deux jours après. Nouveau drainage. Le drain reste vingt-quatre heures. La malade sort le 3 avril 1906, présentant une opacité cornéenne aux lieu et place de son ulcère.

OBSERVATION XIII
Obs. II de Rollet et Moreau (2).

G... Edouard, 40 ans, entre à la clinique le 3 avril 1906, pour un ulcère à vaste hypopyon consécutif à une brûlure de la cornée par du savon bouillant.

Drainage de la chambre antérieure. Le drain est laissé quarante-huit heures en place. L'hypopyon a totalement disparu.

A partir de ce moment, on pratique quelques injections sous-conjonctivales. L'ulcére se cicatrise. Le malade sort guéri de son ulcère à hypopyon.

L'examen d'une culture sur sérum montra la présence de pneumocoques non encapsulés (Aurand).

OBSERVATION XIV
Obs. IX de Rollet et Moreau (2).

A... Marie, 59 ans, entre à la clinique le 18 juillet 1906. Ulcère central cornéen avec grand hypopyon, sans causes appréciables. Rien aux voies lacrymales. La malade a eu, il y a plusieurs années, une paralysie faciale qui a disparu assez rapidement. Fermeture normale des paupières. Sensibilité cornéenne intacte.

. Drainage au crin pendant quarante-huit heures. L'ulcère se déterge. La malade, revue trois mois après, a V = 1/25.

Observation XV

E... Jean, 45 ans, entre à la clinique le 7 août 1906, pour un ulcère para-central cornéen avec hypopyon, sans cause appréciable. L'iris ne réagit pas. Injections sous-conjonctivales de cyanure de mercure. Le 9 août, l'hypopyon ayant augmenté on place un crin. Au bout de huit heures, il n'y a plus de pus, on enlève le crin. L'ulcère se cicatrice. Le malade sort guéri.

Observation XVI

Obs. XV de Rollet et Moreau (2).

N... Benoîte, 60 ans, entre à la clinique le 8 août 1906. Ulcères cornéens nombreux. Hypopyon. Applications fréquentes d'urine. Drainage au crin. Dans la suite, on pratique quelques injections sous-conjonctivales mercurielles pour agir sur les ulcères qui prenaient une allure torpide.

Observation XVII

Obs. XI de Rollet et Moreau (2).

J... François, 61 ans, entre à la clinique ophtalmologique le 8 août 1906, pour un ulcère étendu de la cornée avec hypopyon abondant, consécutif à un éclat de pierre. Drainage au crin. Le pus a totalement disparu.

Observation XVIII

Obs. XII de Rollet et Moreau (2).

T... Joseph, 47 ans, entre à la clinique le 25 août 1906. Blessure de la cornée par éclat de mâchefer. Ulcère à hypopyon. Dacryocystite. Ablation du sac lacrymal. Drainage au crin. Bon résultat.

Observation XIX
Obs. XVI de Rollet et Moreau (2).

B... Marie, 57 ans, entre à la clinique le 27 août 1906. Ulcère cornéen central avec hypopyon volumineux consécutif à une piqûre de la cornée par une aiguille de pin. Rien aux voies lacrymales. Drainage de quarante-huit heures au crin. Bon résultat, l'ulcère cornéen résiste longtemps. On pratique des injections sous-conjonctivales de cyanure Hg. Il reste un volumineux leucome.

Observation XX
Obs. XIV de Rollet et Moreau (2).

B... Vincent, 71 ans, entre à la clinique le 29 août 1906. Abcês de la cornée et de la chambre antérieure. Voies lacrymales intactes. Pas de traumatisme appréciable. Drainage au crin, L'abcès cornéen est très long à disparaître.

Observation XXI
Obs. XIII de Rollet et Moreau (2).

V... Alexandre, 42 ans, entre à la clinique le 4 septembre 1906. Hypopyon énorme à la suite d'ulcère traumatique de la cornée : éclat de pierre. Drainage au crin. Bon résultat.

Observation XXII
Obs. X de Rollet et Moreau (2).

T... Jean, 45 ans, entre à la clinique le 8 septembre 1906. Ulcère avec hypopyon volumineux. Sac lacrymal rempli de pûs des deux côtés. Drainage au crin pendant quarante-huit heures, Le pus a disparu. On pratique l'ablation des deux sacs lacrymaux.

Observation XXIII

Obs. XVII de Rollet et Moreau (2).

C... Antonin, 11 ans, entre à la Clinique le 3 octobre 1906. Plaie cornéenne avec hypopyon, consécutif à un éclat de bois projeté dans l'œil. Cataracte traumatique. Évacuation de pus par le drainage. Sédation des phénomènes douloureux.

Observation XXIV

B... Jean, 28 ans, entre à la Clinique le 10 novembre 1906, pour un ulcère para-central de la cornée avec hypopyon, consécutif à un traumatisme par une baguette d'osier.

Le 12 novembre, l'hypopyon ayant augmenté, on place un crin. Cautérisation de l'ulcère au feu.

Le 14 novembre, l'hypopyon a disparu complètement. Ulcère en voie de guérison. Le crin est enlevé.

Le malade quitte le service le 4 décembre ; l'ulcère est cicatrisé, vaste leucome. Résultat aussi satisfaisant que possible.

Observation XXV

M... Joseph, 39 ans, entre à la Clinique ophtalmologique le 21 novembre 1906, pour un traumatisme par éclat de pierre datant de trois jours. Section de la cornée en bas, gros hypopyon, l'iris ne réagit pas. Injection sous-conjonctivale de bleu de méthylène.

22 novembre. On met un crin, qui est enlevé vingt-quatre heures après.

26 novembre. L'hypopyon s'est reformé; on place un nouveau crin; on l'enlève quarante-huit heures après, l'hypopyon a complètement disparu. Plaie cornéenne en voie de cicatrisation.

OBSERVATION XXVI

L... Claudine, 53 ans, entre à la Clinique le 27 novembre 1906, pour un ulcère cornéen avec grand hypopyon. Iris décoloré réagissant mal. Traumatisme par éclat de bois il y a trois semaines. Drainage capillaire pendant quarante-huit heures. L'hypopyon a diminué; on remet un crin pendant vingt-quatre heures. L'hypopyon a complètement disparu. L'ulcère se cicatrise. Bon résultat.

OBSERVATION XXVII

B... Auguste, 63 ans, entre à la Clinique le 27 novembre 1906. Il y a un mois, traumatisme oculaire par éclat de pierre ayant occasionné un ulcère cornéen central avec hypopyon. Drainage capillaire pendant vingt-quatre heures. L'hypopyon a disparu.

1er décembre. Guérison complète, le malade compte les doigts à 6 mètres.

OBSERVATION XXVIII

B..., Pierre, 52 ans, entre à la Clinique le 10 janvier 1907, pour un ulcère cornéen de l'œil gauche. Voies lacrymales infectées des deux côtés. Ulcère à hypopyon. Un crin est mis en place pendant vingt-quatre heures; l'hypopyon a disparu, et le 12 janvier on peut pratiquer l'extirpation des deux sacs lacrymaux. Le malade sort le 22 janvier complètement guéri.

Observation XXVIX

B... Marius, 78 ans, entre à la Clinique le 19 janvier 1907, pour un ulcère cornéen central, avec hypopyon occupant la moitié de la chambre antérieure. Voies lacrymales suspectes.

Le 26 janvier, un crin est mis en place. Après quarante-huit heures, l'hypopyon a disparu, le crin est enlevé.

Guérison complète le 14 février.

Observation XXX

C... Arsène, 26 ans, entre à la Clinique le 25 février 1907, pour petit ulcère cornéen para-central avec hypopyon, à la suite d'un éclat de pierre il y a quinze jours. Drainage au crin pendant vingt-quatre heures; l'hypopyon a disparu, l'ulcère est détergé. Le malade sort le 3 mars complètement guéri; petit leucome para-central.

Observation XXXI

F... Théodore, entre à la Clinique le 29 mars 1907, pour un ulcère cornéen infectieux à hypopyon. Les voies lacrymales sont infectées. Un crin est mis en place. Le soir même, le malade défait son pansement et enlève lui-même son crin.

Un nouveau crin est mis en place le 30 mars; le malade l'arrache de nouveau. Le pus a diminué notablement. On abandonne le drainage pour les injections sous-conjonctivales. Le malade sort le 15 avril complètement guéri; toute la partie supérieure de la cornée est très transparente. Bon résultat.

Observation XXXII

A... Jean, 52 ans, entre à la clinique le 9 avril 1907 pour

un ulcère à hypopyon consécutif à un traumatisme par une branche de ronce, il y a quatre jours.

Jusqu'au 12 avril, injections sous-conjonctivales ; à ce moment l'hypopyon augmentant, on pratique le drainage. Au bout de vingt-quatre heures l'hypopyon a disparu, on enlève le crin.

Le malade quitte le service le 23 avril, petit leucome à la place de l'ulcère.

OBSERVATION XXXIII

T... Jean, 75 ans, entre à la clinique le 23 mai 1907 pour un vaste ulcère de la partie inférieure de la cornée avec gros hypopyon et iritis légère ; il y a dix jours le malade a reçu dans l'œil un éclat de bois. Voies lacrymales infestées.

Drainage capillaire pendant quarante-huit heures ; l'hypopyon a complètement disparu, ulcère en voie de cicatrisation.

OBSERVATION XXXIV

G..., 59 ans, entre à la clinique le 24 mai 1907. Petit ulcère central de la cornée avec hypopyon léger, consécutif à un traumatisme par éclat de pierre trois jours auparavant. Iritis légère. Injections sous-conjonctivales pendant trois jours.

Le 27 mai l'hypopyon ayant augmenté, on passe un crin dans la chambre antérieure ; après quarante-huit heures le crin est enlevé ; l'hypopyon a disparu, l'ulcère est très amélioré.

Le malade sort le 8 juin complètement guéri.

V=1/40. Grande amélioration possible par l'irédectomie optique.

OBSERVATION XXXV

J... Josephte, 70 ans, entre à la clinique le 30 juin 1907 pour vaste ulcère cornéen para-central avec hypopyon ayant débuté il y a quinze jours à la suite d'un traumatisme oculaire. Iritis légère. Drainage au crin pendant vingt-quatre heures, l'hypopyon a disparu.

Le 3 juillet. hypopyon léger ; on remet un crin qui est laissé en place pendant trois jours. L'hypopyon a disparu. Le malade s'en va le 11 juillet complètement guéri.

OBSERVATION XXXVI

B... Marie, 67 ans, entre à la clinique le 2 juillet 1907 pour ulcère cornéen avec hypopyon énorme, iritis. La malade a reçu dans l'œil un coup de branche de mûrier. Drainage capillaire pendant vingt-quatre heures. Le 4 juillet l'hypopyon se reproduisant, on met un nouveau crin qui est laissé pendant quarante-huit heures. Le pus a complètement disparu de la chambre antérieure, l'ulcère se cicatrise.

Le 16 julilet guérison complète.

OBSERVATION XXXVII

P... Jean, 39 ans, entre à la clinique le 24 juillet 1907. Ulcères cornéens multiples, hypopyon iris terne mais réagissant bien. Le malade a reçu, il y a quinze jours, du charbon enflammé dans l'œil. Injections sous-conjonctivales,

Le 29 juillet, l'hypopyon persistant, un crin est mis en place. 30 juillet, l'hypopyon a disparu, on enlève le crin.

Le malade sort, le 5 août, complètement guéri.

V=Q. Amélioration possible par iridectomie optique.

OBSERVATION XXXVIII

B... Antoine, 57 ans, entre à la clinique le 30 septembre 1907.

Résection du maxillaire supérieur gauche, il y a deux ans. Ulcère para-central cornéen à la suite d'un traumatisme léger datant de deux mois. Hypopyon et hyphéma à gauche.

Le malade est traité par des injections sous-conjonctivales ; l'hypopyon persiste.

Le 15 septembre, drainage au crin pendant quarante-huit heures ; l'hypopyon a disparu ; l'ulcère se déterge.

28 septembre. Ulcère non encore cicatrisé ; l'hypopyon ne s'est pas reproduit.

10 octobre. L'ulcère est cicatrisé.

OBSERVATION XXXIX

M... Benoît, 60 ans, entre à la clinique le 14 septembre 1907.

Le 2 septembre, le malade s'aperçoit qu'il a une paralysie faciale à droite. L'œil ne peut se fermer. Il y a huit jours le malade a commencé à souffrir de l'œil droit.

A l'entrée, outre les symptômes précédents, vaste ulcère para-central cornéen, hypopyon léger, iris décoloré et terne — O. D., V. = 1/10.

13 septembre. Cautérisation de l'ulcère à l'acide phénique pur. Injections sous-conjonctivales.

17 septembre. Suture des paupières, maintenue pendant trois jours. Grande amélioration.

23 septembre. L'ulcère prend de nouveau une marche progressive. Hypopyon. Injections sous-conjonctivales.

3 octobre. Drainage au crin.

4 octobre. Le crin est arraché en enlevant le pansement. Pas d'hypopyon. Les douleurs ont cessé presque complètement.

10 octobre. L'hypopyon ne s'est pas reformé, mais l'occlusion des paupières étant toujours impossible, la cicatrisation de l'ulcère n'est pas encore faite.

OBSERVATION XL

D... Pierre, 78 ans, entre à la Clinique le 6 octobre 1907, pour un vaste ulcère para-central cornéen avec hypopyon atteignant l'orifice pupillaire. Pas de cause connue. Voies lacrymales intactes. L'iris, décoloré, ne réagit pas. O. G., V. = Q.

Le 7 octobre, drainage au crin.

Le 8 octobre, les douleurs ont cessé. l'hypopyon a diminué. On laisse le crin en place.

Le 9 octobre, l'hypopyon a disparu. On enlève le crin.

Le 12 octobre, pas de pus dans la chambre antérieure. Ulcère en voie de cicatrisation.

§ II. **Hyphéma.**

OBSERVATION XLI

R... Jean, 44 ans, entre à la Clinique le 22 août 1907, pour iritis et cataracte glaucomateuses.

A la suite d'une large iridectomie nécessitée par l'état glaucomateux, la chambre antérieure est presque complètement remplie par du sang.

14 septembre. L'hyphéma ne s'étant pas résorbé spontanément, on met un crin pour drainer.

15 septembre. Il n'y a plus de sang dans la chambre antérieure. Le crin est enlevé.

21 septembre. L'hyphéma ne s'est pas reproduit, le malade sort de l'hôpital.

OBSERVATION XLII

B... Antoine, 77 ans, entre à la Clinique le 23 août 1907, pour glaucome avec hyphéma spontané.

7 septembre. On évacue l'hyphéma par une ponction de la chambre antérieure.

23 septembre. L'hyphéma s'étant reproduit, un crin est mis en place.

25 septembre. Il n'y a plus de sang dans la chambre antérieure. On enlève le crin.

30 août. L'hyphéma ne s'est pas reproduit.

§ III. **Hypertonie et douleur.**

OBSERVATION XLIII

M. le Prof. Rollet (3).

Antoinette V..., 20 ans, entre à la clinique de M. le Prof. Rollet le 20 juin 1907.

Il y a quinze jours, en coupant du bois, la malade en reçut un fragment dans l'œil droit. Peu de douleurs au début, pas d'écoulement sanguin, larmoiement consécutif. Douze jours après l'accident, la malade commence à souffrir violemment, de la tête d'abord, puis de l'œil. Perte de la vision aussitôt après l'accident.

A son entrée, injection conjonctivale intense, cercle per-kératique très net. Mouvements du globe bien conservés ; œil dur, T= + 2 ; vives douleurs à la pression. A la cornée, petite plaie para-centrale et centrale. Chambre antérieure considérablement diminuée et en partie remplie par des masses cristalliniennes. Iris dilaté, ne réagissant pas. Cataracte traumatique et masses tombant dans la chambre antérieure, V=0. On ordonne des myotiques. 21 juin, toujours très vives douleurs. Après anesthésie à la cocaïne, M. Rollet ponctionne au limbe de la cornée ; on met un crin à demeure à la partie déclive de la chambre antérieure. 22 juin, la malade dit ne plus ressentir de douleurs. 25 juin, ablation du crin, hypotension très manifeste comme la veille. 26 juin, la malade ne souffre plus, la chambre antérieure est refermée. 28 juin, T=2, plus de douleurs, jamais aucun signe d'irido-cyclite. 1ᵉʳ juillet, tension normale. Belle chambre antérieure. Aucune douleur. Cataracte traumatique simple. 6 juillet, même état. Exeat.

Observation XLIV

M. le Prof. Rollet (3).

Césarine B..., 56 ans, entre à la Clinique de M. le Prof. Rollet le 10 juin 1907.

Prodromes de glaucome en avril dernier par mouches volantes, cercles colorés autour des lumières, douleur de l'œil gauche. Pendant vingt jours la malade voit trouble, puis perte de la vision. Les douleurs continuent, la vision ne revenant pas, la malade vient consulter.

A son entrée, injection conjonctivale assez intense, cercle périkératique. Œil dur, $T = + 1$. Mouvement conservé, pas de douleur à la pression. Cornée anesthésiée. Chambre antérieure diminuée de profondeur, iris ne réagissant pas, iris plan, légère midriose, $V. = O.$, fond d'œil inéclairable.

15 juin. M. Rollet ponctionne et contre-ponctionne la cornée; crin à demeure.

17 juin. Œil encore dur. Petit exsudat à cheval sur le crin, contre la face postérieure de la cornée. On enlève le crin.

18 juin. Œil devenu mou et un peu douloureux à la pression.

L'exsudat a totalement disparu. La chambre antérieure se reforme, $T = - 2$, œil toujours mou; pas de douleurs ni spontanées ni provoquées.

1er juillet. Tension normale.

CHAPITRE IV

Valeur thérapeutique du drainage capillaire de la chambre antérieure

---

Les indications et les applications du drainage capillaire étant connues, il nous est facile maintenant d'apprécier sa valeur thérapeutique.

Et d'abord, en nous plaçant à un point de vue très général, nous voyons que le traitement par le drainage au crin a été dirigé contre des affections oculaires extrêmement graves, non seulement au point du vue fonctionnel, mais encore au point de vue de la conservation du globe oculaire lui-même. Or, sur 44 applications de drainage, nous ne trouvons que 3 cas où des complications nécessitèrent l'énucléation de l'œil malade, soit une proportion de 6,81 pour 100 d'insuccès. En chiffres absolus, ce nombre d'insuccès peut paraître élevé ; mais, pour être juste, il faut tenir compte des circonstances particulièrement graves dans lesquelles le drainage fut employé ; en effet, l'introduction d'un crin dans l'angle iridocornéen est réservée à des affections dont le pronostic est très sévère ; de plus, le début de l'affection remonte souvent à une date très éloignée, et aucun traitement n'est venu en arrêter ou modifier l'évolution. Aussi, en tenant compte de toutes ces données, croyons-nous pouvoir affirmer que les résultats obtenus par le drainage capillaire sont aussi satisfaisants que possible dans leur ensemble.

Quant aux résultats obtenus dans chaque cas particulier, ils ne nous semblent pas moins encourageants, surtout si on les compare à ceux des autres méthodes employées dans des circonstances analogues.

Nous ne reviendrons pas sur les avantages immédiats que présente le drainage sur l'opération de Sœmisch ou autres interventions analogues dans le traitement des ulcères infectieux graves de la cornée, nous croyons y avoir suffisamment insisté à propos de ses indications. Les résultats obtenus viennent du reste confirmer notre opinion à ce sujet. Les quarante ulcères à hypopyon soumis au traitement par le drainage faisaient courir aux malades des dangers dont le moindre était la diminution plus ou moins considérable de l'acuité visuelle. En outre, il fallait redouter chez eux les synéchies kérato-iriennes, la perforation de la cornée et même la panophtalmie

et les accidents sympathiques. En somme, ces quarante malades étaient presque tous voués à la perte
de l'œil au point de vue fonctionnel, ou à l'énucléation à plus ou moins brève échéance; le drainage a
permis de conserver chez ces malades l'organe de la
vision dans une proportion de 92,5 pour 100. C'est
là un résultat très appréciable, la conservation d'un
œil étant toujours préférable à la prothèse, lorsque
tout danger est écarté pour l'avenir.

Outre cette action conservatrice, le drainage en
possède une autre, non moins évidente, sur la marche
de l'ulcère lui-même. En effet, chez la plupart de
ces malades, l'ulcération cornéenne a marché vers la
cicatrisation dès que l'hypopyon eut disparu, et par
conséquent l'étendue des leucomes a été réduite au
minimum, ce qui permettra dans un grand nombre
de cas de pratiquer une iridectomie, et donnera au
malade une certaine acuité visuelle, naturellement
subordonnée à l'étendue des leucomes.

Quant aux récidives d'hypopyon, elles ont été
rares, et dues certainement à l'ablation trop tardive
du drain.

Donc, dans les ulcères de la cornée avec grand
hypopyon le drainage capillaire permet d'espérer la
conservation de l'œil, une acuité visuelle satisfaisante
et éloigne au maximum les chances de récidive et de
complication.

Les succès du drainage dans l'hyphéma, pour être
peu nombreux n'en sont pas moins satisfaisants. En
effet, chez le premier de nos malades l'hyphéma fut
évacué au bout de vingt-quatre heures et chez l'autre

après quarante-huit heures ; il n'y eût pas de récidive, le second pourtant avait eu une récidive après une ponction évacuatrice. Nous croyons devoir attribuer cette absence de récidive à l'action lente et prolongée du crin sur le caillot. Le drainage constitue un moyen d'action plus sûr que la ponction contre les hémorragies de la chambre antérieure.

Les résultats obtenus par M. le professeur Rollet, dans les deux cas de glaucome que nous avons cités (obs. XLIII et XLIV) (3) lui ont inspiré les conclusions suivantes :

La mise en place d'un crin est une opération simple, que l'effacement de la chambre antérieure ne contre-indique nullement.

« Comme conséquence de la mise en place, nous « notons chez nos deux malades la suppression des « douleurs, la transformation rapide de l'hyperten- « sion en hypotension avec retour ultérieur au tonus « normal (3). »

Chez la première malade (obs. XLIII) les phénomènes glaucomateux étaient dus à la présence de masses cristalliniennes intumesantes volumineuses dans la chambre antérieure. Dès la mise en place du crin les douleurs cessèrent complètement, puis les masses cristalliniennes furent peu à peu entraînées au dehors. On a ainsi évité les dangers d'une intervention sur son œil enflammé, qui aurait pu être grave, et on attend soit que la cataracte traumatique se résorbe, soit qu'elle soit opérable.

Dans le glaucome primitif, comme c'est le cas de l'obs. XLIV, outre la suppression des douleurs, le drainage a diminué la tension, qui est restée normale par la suite. On peut donc espérer par le drainage reculer la date d'une iridectomie, et si l'effet attendu n'est pas obtenu, on aura pas fait œuvre inutile ; la tension étant diminuée l'irédectomie sera plus facile et moins dangereuse. Enfin lorsque les phénomènes glaucomateux persistent après la création d'une large brèche irienne, on aura entre les mains un moyen d'action plus efficace, plus durable surtout que la simple ponction, et peut-être pourra-t-on ainsi · retarder considérablement l'énucléation si souvent nécessaire dans le glaucome.

En résumé le drainage au crin constitue un bon mode de traitement palliatif du glaucome inflammatoire primitif, et le traitement de choix du glaucome secondaire à l'envahissement de la chambre antérieure par des masses cristalliniennes, sans avoir aucune influence directe sur la résorption ou la maturation de la cataracte traumatique initiale.

CONCLUSIONS

1° Les interventions ayant pour objet l'évacuation du contenu de la chambre antérieure étant insuffisantes et dangereuses, sont avantageusement remplacées par le drainage au crin, procédé simple, produisant des effets plus durables grâce à son action prolongée ;

1° *L'ulcère* à *hypopyon,* dans ses formes graves, doit être ouvert et drainé ; la cicatrisation de l'ulcère est activée, les complications sont rares et souvent l'acuité visuelle est satisfaisante, mais surtout le globe oculaire est conservé sans danger dans presque tous les cas ;

3° *L'hyphéma,* lorsqu'il expose à des dangers par son abondance ou la lenteur de sa résorption spontanée, doit être évacué par le drainage : les récidives sont extrêmement rares ;

4° *Certaines iritis séro-plastiques et plastiques* semblent justifiables du drainage chaque fois que les productions exsudatives exposent aux synéchies, à l'occlusion et à la séclusion pupillaires ;

5° *Le glaucome inflammatoire* primitif ou secondaire doit être drainé pour diminuer la tension et les douleurs, ce qui permettra d'attendre la disparition des phénomènes inflammatoires avant de pratiquer une autre intervention, pourra en reculer la date ou compléter une iridectomie antérieure ;

6° Les résultats du drainage capillaire de la chambre antérieure, supérieurs à ceux des autres méthodes employés dans des cas analogues, montrent nettement sa valeur thérapeutique et l'importance qu'il doit prendre en ophtalmologie.

INDEX BIBLIOGRAPHIQUE

---

1. A. BOURGEOIS (de Reims) : Traitement des ulcères infectieux graves de la cornée *(Bulletins et Mémoires de la Société Française d'Ophtalmologie, 1892, et Recueil d'Ophtalmologie, 1892)*.

2. ROLLET et MOREAU : Traitement de l'hypopyon par le drainage capillaire de la chambre antérieure *(Revue générale d'Ophtalmologie, 1906)*.

3. ROLLET : Le drainage au crin de la chambre antérieure contre l'hypertomie et la douleur *(Revue générale d'Ophtalmologie, 1907)*.

TABLE DES MATIÈRES